RECHERCHES

ANATOMO-PATHOLOGIQUES ET EXPÉRIMENTALES

SUR LA

CICATRISATION DES PAROIS INTESTINALES

APRÈS LA PONCTION

PAR LE TROCART CAPILLAIRE

PAR

Le Dr Emile VOGT,

Médecin diplômé de la Confédération suisse,
Ancien assistant d'anatomie pathologique à l'Université de Genève.

PARIS

OCTAVE DOIN, LIBRAIRE-ÉDITEUR

8, PLACE DE L'ODÉON, 8

1881

RECHERCHES

ANATOMO-PATHOLOGIQUES ET EXPÉRIMENTALES

SUR LA

CICATRISATION DES PAROIS INTESTINALES

APRÈS LA PONCTION

PAR LE TROCART CAPILLAIRE

PAR

Le Dr Emile VOGT,

Médecin diplomé de la Confédération suisse,
Ancien assistant d'anatomie pathologique à l'Université de Genève.

PARIS

OCTAVE DOIN, LIBRAIRE-EDITEUR

8, PLACE DE L'ODÉON, 8

—

1881

RECHERCHES

ANATOMO-PATHOLOGIQUES ET EXPÉRIMENTALES

SUR LA

CICATRISATION DES PAROIS INTESTINALES

APRÈS LA PONCTION

PÁR LE TROCART CAPILLAIRE (1)

INTRODUCTION.

Le sujet de notre travail semble, au premier abord restreint : cependant, grâce aux tuniques variées dont l'intestin est composé, l'étude expérimentale, des plaies de cet organe nous a permis d'embrasser pour ainsi dire, d'un seul coup d'œil, dans toute leur diversité, les phénomènes observés dans les cicatrisations. L'examen

(1) Travail fait au laboratoire d'anatomie pathologique de la Faculté de médecine de Genève (Suisse).

microscopique des tuniques intestinales est du reste facile et les préparations obtenues, d'une netteté presque schématique.

L'idée première de ces recherches nous a été suggérée par M. le professeur Zahn, qui occupe à Genève la chaire d'anatomie pathologique. Son attention fut attirée dans ce sens par une autopsie faite par lui à l'hôpital de cette ville, autopsie que nous relatons plus loin, et dans laquelle on retrouva sur l'intestin des plaies faites quelques jours auparavant par un trocart capillaire.

Nous remercions ici notre savant maître de nous avoir engagé à entreprendre ce travail, et de nous avoir autorisé à utiliser les nombreuses ressources que nous offrait son laboratoire. Nous ne regrettons qu'une chose, c'est que le temps dont nous disposions ne nous ait pas permis d'approfondir davantage un sujet qui, soit au point de vue clinique, soit au point de vue anatomo-pathologique et expérimental, présente un si grand intérêt.

HISTORIQUE.

La ponction de l'intestin est entrée dans la pratique médicale depuis longtemps. Mérat (1819), Maisonneuve (1835), Michon (1850), Blasche (1850), H. Cooper (1855 et 1857), E. Benoît (1867) et Bardoux (1868), l'ont pratiquée dans les cas d'occlusion intestinale.

Dans le cours de ce travail, nous ne mentionnerons

qu'incidemment les faits relatifs à la ponction appliquée au traitement de la hernie étranglée, nos recherches expérimentales n'ayant pas trait à ce côté de la question.

C. Boinet et Benoît considèrent la ponction comme inoffensive, Labric (1) la regarde comme utile. La per foration, suivant cet auteur, s'oblitère rapidement. Jobert (2) partage cet avis. Blasche et Sainet pratiquèrent, à deux jours d'intervalle, des ponctions sur un enfant âgé de 3 ans. Dix jours après, l'opéré mourut et l'on constata à l'autopsie que l'intestin n'était nullement enflammé au niveau de la ponction. Maisonneuve (3) ponctionna un jeune homme qui mourut quelques heures après l'opération : à l'autopsie, on trouva la plaie de l'intestin déjà fermée.

Boinet (4) a fait chez 3 malades la ponction intestinale à diverses reprises. Il n'observa qu'une seule fois un peu d'inflammation, et cela au niveau de la plaie abdominale. Dans aucun de ces cas, il n'y eut trace de péritonite.

Schuh (5), contrairement à ces auteurs, regarde la ponction comme très dangereuse ; les matières intestinales peuvent passer dans le péritoine à travers la perforation et déterminer sur cette séreuse une grave in-

(1) Thèse de Paris, 1852. De la ponction intestinale dans la tympanite.

(2) Jobert. Traité théorique et pratique des maladies chirurgicales du canal intestinal. Paris, 1829.

(3) Maisonneuve. Propositions sur quelques points d'anatomie physiologique et pathologique. Paris, 1835.

(4) Boinet. In Gaz. hebd. de méd. Paris, 1857.

(5) Schuh. Abhandlungen ans dem Gebiet der Chirurgie und Operationslehre (Vienne, 1867).

flammation (1). Remarquons à ce propos, qu'au cours de nos recherches, nous n'avons pu observer qu'un très petit nombre de cas où cette complication parût possible. Par suite de circonstances que nous exposerons plus loin, le contenu de l'intestin ne peut passer dans la cavité péritonéale que dans des circonstances exceptionnelles.

Nussbaum (2) dit : « Si l'on peut apercevoir la partie

(1) Nous empruntons cette partie de notre historique au travail de Uhde in « Handbuch der allgemeinen und speciellen Chirurgie von Dr von Pitha und Dr Billroth Stuttgardt. 1877,

(2) Nussbaum. Handbuch der allgemeinen und speciellen Chirurgie von Dr von Pitha und Dr Billroth (3e volume, 2e partie, 4e livraison, page 200 et suivantes : Ist der verletzte Darm oder die Darmwunde durch die klaffende Bauchwunde hindurch sichtbar, so kann die Diagnose nie zweifelhaft sein. Die veränderte durch Sugillationen hervorgerufene Færbung der verletzten Stelle, die Zusammenhangstrennung der Darmwand selbst, die aufgeworfenen Erhabenheiten der sonst glatten Darmoberflæche lassen sogar feine Nadelstiche und Wunden diagnosticiren, welche nur die Serosa durchbohren, durch die Mucosa nicht in das Lumen eingehen, oder welche so klein sind, dass die sogleich eintretende Schwellung und der Prolapsus der Mucosa augenblicklich wieder Verschluss bewirken, und weder Gas noch Flüssigkeit abgehen lassen. »

..... « Es kann die Beschaffenheit der Wunde ein Extravasat nicht zulassen, oder die Wunde ist von einer anderen Darmschlinge oder von den elastischen Bauchdecken günstig comprimirt und verschlossen, und es haben sich die berührenden serösen Flæchen rasch aneinander gelöthet. »

..... « Bei jeder Darmwunde üben die Darmmuskeln einen grossen Einfluss auf die Formverænderung der Wunde aus. Die Muskelhaut zieht sich immer weit auseinander, auch die Serosa klafft stark, wæhrend die Schleimhaut sich zusammen und durch die Wunde wie ein Propf herausdrængt, kleine, namentlich Stichwunden auf diese Weise gænzlich zustopft und so den Austritt von Darminhalt verhindert. Sogar bei gænzlicher Durchschneidung des Darmes ziehen sich die circulæren Fasern oft so eng zusammen und wulstet sich die Mucosa so knollig hervor, dass Anfangs, wenn der Darm nicht sehr gefüllt ist, kein Kotherhuss zu

de l'intestin blessée à travers la plaie béante des parois abdominales, le diagnostic est facile. Le point blessé est modifié dans sa coloration par l'ecchymose, on constate une solution de continuité ; la surface de l'intestin, d'ordinaire lisse, présente en cet endroit des saillies en bourrelet. Aussi reconnaît-on même l'existence ou de piqûres d'épingles, ou de plaies n'intéressant que la séreuse, sans traverser les autres tuniques, ou enfin de blessures si petites, que le gonflement qui suit immédiatement la production de la plaie, ainsi que la hernie

Stande kommt. Freilich wechselt diese Contraction der circulæren Fasern nach einiger Zeit mit Erschlaffung derselben, bei welcher dann jedesmal Darminhalt hervorquillt, bis wieder Contraction folgt. »

« Diese abwechselnde fast rythmische Erschlaffung und Contraction der Wunde sieht man auch bei den Længswunden des Darmes, welche wæhrend der Contraction der Kreisfasern oval, nahezu rund gezogen werden kœnnen. Die Quer und Længsmuskelfasern stülpen auch hier die Mucosa günstig nach Aussen hervor, wenngleich nicht in dem Grade wie bei den Querwunden, die rasch bis zu 1 Zoll klaffen und mæchtige Schleimhautpfrœpfe manchettenfœrmig hervordrængen, namentlich wenn das Mesenterium mit eingeschnitten ist.

« Diese günstigen Contractionsverhæltnisse verhindern also hier und da den Austritt des Darminhaltes, trotzdem dass eine Wunde sehr bedeutend ist. Da die Darmwindungen überall unter sich den übrigen Eingeweiden, namentlich dem Netze und der elastischen Bauchdecke anliegen, letztere sich gemæss ihrer Elasticitæt in jedem Augenblick dem Füllungszustande der Gedærme accommodirt, daher niemals ein leerer Raum im Abdomen besteht, so wird selbst in sehr vielen Fællen, wo die oben bezeichnete Muskelcontraction und Hervorstülpung nicht mehr im Stande sind, Kothergüsse zurückzuhalten, ein solcher nicht erfolgen, weil die offenstehende Darmwunde von einer anderen anliegenden Darmschlinge, von den Bauchdecken, von der Leber, etc., vollstændig bedeckt und verschlossen wird. »

« Dauert ein solcher Verschluss nur einige Stunden, so treten bei der raschen Reaction und der Exsudationsthætigkeit serœser Hæute alsobald ganz genügende entzündliche Adhæsionen auf, die den anfangs mechanischen Verschluss in einen soliden organischen umwandeln. »

de la muqueuse, ferment, en un instant, tout passage aux gaz et aux liquides.

« ..... Quelquefois la conformation de la plaie empêche la production d'un extravasat ; quelquefois aussi la plaie est comprimée par une autre anse intestinale voisine ou par les parois élastiques de l'abdomen, ce qui suffit à l'occlusion ; dans ce cas les séreuses accolées se soudent bientôt l'une à l'autre. »

« ...... Dans toutes les plaies de l'intestin, la musculature de cet organe joue un grand rôle dans les changements de forme subis par la blessure. La tunique musculaire, entrant en contraction, *agrandit largement l'ouverture*, la séreuse subit la même disjonction, tandis quela muqueuse entre dans la plaie, fait hernie à travers elle,*et forme ainsi de petites plaies, surtout les piqûres*. De cette façon il ne se produit pas desortie des matières. Lors même que l'intestin serait coupé dans la totalité de sa circonférence, les fibres circulaires se contractent avec tant d'énergie, et la hernie de la muqueuse est si considérable, que dans les premiers moments, lorsque l'intestin n'est pas très rempli, les matières peuvent ne pas s'écouler. Cette contraction, il est vrai, fait bientôt place à du relâchement, ce qui permet au contenu de l'intestin de s'échapper, jusqu'à ce qu'une nouvelle contraction vienne arrêter cette issue des matières.

« Ces alternatives presque rhythmiques de contraction et de relâchement s'observent aussi dans les plaies longitudinales de l'intestin. La contraction de la couche de fibres circulaires peut donner à la plaie une forme ovale, presque ronde. Ici encore, la muqueuse fait hernie et favorise l'occlusion, mais à un moindre degré que dans les plaies transversales ; celles-ci s'ouvrent souvent avec un diamètre d'un pouce ; il s'échappe par elles des bouchons de muqueuse en forme de manchette, d'un volume considérable, surtout si le mésentère a été tranché aussi.

« Ces phénomènes de contraction empêchent par conséquent parfois l'issue des matières, même dans les grandes plaies. Les circonvolutions sont appliquées partout les unes sur les autres, ou bien sur d'autres organes, l'épiploon, par exemple, ou contre les parois de l'abdomen : ces dernières, par suite de leur élasticité, se moulent continuellement sur les intestins ; aussi ne se produit-il jamais de vide dans l'abdomen. Dans beaucoup de cas par conséquent, où la contraction musculaire et la hernie de la muqueuse ne suffiront pas à arrêter l'épanchement des matières fécales, cet épanchement ne se fera cependant pas. En effet, la plaie béante de l'intestin se trouvera fermée par une anse voisine, par les parois abdominales, par le foie, etc., et cela d'une façon absolue.

« Il suffit que cette occlusion dure quelques heures, pour que l'activité exsudative de la séreuse entre en jeu et fournisse rapidement des adhérences inflammatoires suffisantes pour transformer l'occlusion primitivement mécanique en une autre organique plus solide. »

Nous avons tenu à relater *in extenso* ce passage du travail de Nussbaum parce que l'auteur fait, en plusieurs endroits, allusion à ce qui se passe dans les cas de piqûre de l'intestin. Or, les faits qu'il dit avoir observés ont trait, ce nous semble, à des plaies proprement dites et non à des piqûres. En effet, les résultats que nous avons obtenus avec le trocart, ainsi que ceux que nous a fournis l'examen microscopique de piqûres faites sur l'intestin humain, sont notablement différents de ceux relatés par l'auteur.

Labric (1) fait, le 18 juin 1850, une ponction avec le trocart dans un cas de tympanite. Le malade meurt dix jours après ; il ne retrouve pas trace des piqûres. Dans un autre cas, il fait, les 21,22 et 26 juillet des piqûres ; le malade meurt le 2 août ; on ne découvre pas trace de péritonite. Dans un troisième cas, le malade meurt le jour même de la ponction. A l'autopsie, on trouve une plaie cicatrisée entourée d'une ecchymose.

Frohnmuller (*Memorabilien*, n° 5). — Une femme de 34 ans fut ponctionnée 6 à 7 fois à grands intervalles avec un trocart fin et il sortit toujours beaucoup de gaz. Elle mourut quatre jours après la dernière ponction, d'une péritonite causée par la perforation d'un ulcère rond. Les traces des piqûres étaient presque effacées ; on ne constata dans le voisinage aucune trace de réaction du péritoine et de la paroi abdominale.

Dans le sixième volume de la « Deutsche Zeitschrift für Chirurgie, » sont relatés 2 cas de hernie étranglée dans lesquels la méthode aspiratrice fut sans résultat. On obtint la guérison par la herniotomie. Les piqûres, visibles sur les sacs herniaires, laissaient suinter quelques gouttes d'un liquide sanguinolent.

Bouissou (2), dans sa thèse inaugurale, faite sous la

---

(1) Loc. cit.
(2) De l'opportunité de la ponction aspiratrice dans le traitement de a hernie étranglée. Paris, 1874.

direction de M. le professeur Verneuil, rapporte un cas de hernie étranglée traitée par la ponction. Le malade étant mort le lendemain, on trouva les 3 piqûres entourées chacune d'une ecchymose. L'intestin, insufflé sous l'eau, laissa passer le gaz par les piqûres. Il est vrai que l'anse herniée était déjà profondément modifiée et sur le point de se gangréner.

Citons un passage de l'auteur : « L'instrument piquant, s'il est d'un assez petit volume, ne fera qu'écarter les fibres musculaires qui reviendront facilement sur elles-mêmes et fermeront l'orifice produit. Ce résultat sera favorisé par la contractilité musculaire, par la production de la lymphe plastique résultant de l'irritation produite par la piqûre ; cette muqueuse enfin, à cause de sa mobilité, viendra concourir à oblitérer la solution de continuité.

« ..... Nous comprenons que la muqueuse, unie à la couche musculaire par un tissu cellulaire assez lâche, puisse glisser facilement à la partie interne du canal intestinal de façon à détruire le parallélisme lorsque les fibres musculaires reviendront sur elles-mêmes ; si même la solution de continuité venait à s'agrandir, la muqueuse, en vertu de sa mobilité, serait encore là pour s'engager entre les lèvres de la plaie et y jouer le rôle de bouchon. »

Nos expériences nous ont prouvé que le rôle attribué à la muqueuse par Bouissou est rempli par la musculaire interne. Nous reviendrons, du reste, sur cette question avec plus de détails.

Quant à M. le professeur Verneuil, il considère la ponction dans la hernie étranglée comme dangereuse, si les parois intestinales sont déjà fortement modifiées. C'est de cet état de l'anse herniée que dépend le succès de la ponction. Dans la tympanite, qui fait plus spécialement le sujet de ce travail, la paroi intestinale n'est jamais si profondément modifiée dans les points ballonnés que dans la hernie étranglée, ce qui améliore beaucoup le pronostic de la ponction.

M. le D#r# Dieulafoy (1), agrégé de la Faculté de médecine de Paris, se montre très favorable à la ponction. Il relate quelques cas où l'on a pu observer les modifications subies ultérieurement par les piqûres de l'intestin. (Obs. IV, M. Terrier.) Les ponctions furent faites le matin, sur une anse herniée et étranglée ; à cinq heures du soir, moment où l'on fit la herniotomie, « nulle part on ne constate la moindre trace de piqûres faites par l'aiguille de l'aspiration, et je puis assurer les avoir recherchées avec soin, d'autant que je m'attendais à tout autre résultat. »

Autre observation de Dolbeau, lue à la Société de chirurgie le 5 avril 1871. Il s'agit d'un individu mort le jour même où on lui avait fait une ponction.... « Je retrouvai l'anse d'intestin grêle qui avait été étranglée. Sur la surface péritonéale existe une éraillure de la membrane séreuse mais pas d'orifice au niveau de la ponction. On pratique sous l'eau l'insufflation lente, puis forcée, mais il ne sort pas une bulle d'air. L'aiguille avait éraillé la séreuse et écarté les autres tuniques de l'intestin. »

____

(1) Traité de l'aspiration des liquides morbides, 1872.

Autre observation, recueillie dans le service de De-marquay, par son interne M. Dupuy.— L'intestin a été ponctionné avec le petit trocart de l'appareil Potain. A l'autopsie de la malade, morte cinq jours après la ponc-tion, on trouva au niveau de la piqûre que : « le tissu de la paroi intestinale a un aspect noir, violacé ; il est infiltré de sang et de lymphe plastique ; il est en con-séquence rigide et inextensible. Ce tissu est néanmoins solide et ne renferme aucun point ni ramolli, ni per-foré. Il fut facile de constater l'absence de perforation en injectant de l'eau dans cette portion de l'intestin. En somme, il existait une congestion intense de l'intestin sans qu'il y eût gangrène. »

Page 256, nous trouvons une observation du Dr Fol-let, de Lille. Hernie inguinale étranglée. Ponction as-piratrice. Kélotomie le lendemain. « Nous examinâmes avec beaucoup de soin l'intestin ; nous ne trouvâmes d'autre indice des piqûres de la veille qu'une sorte de petite élevure blanchâtre, qui nous parut être la trace de l'une des deux ponctions. En un autre point, on voyait une petite tache violacée. »

La mort survint cinq jours après.

Autopsie. —« On ne trouve comme trace possible des deux piqûres qu'une sorte de petite boursoufflure un peu violacée sur la face du cæcum, et il ne me parut pas certain que ce fût véritablemeut là la cicatrice d'une des deux acupunctures. Insufflé sous l'eau, l'intestin, quoique très distendu, ne laissa passer aucune bulle d'air : la paroi était complètement intacte et le cæcum restait parfaitement gonflé. Il nous semble que ce sont bien là les traces des piqûres, car c'est l'aspect qu'elles prennent, une fois l'ecchydmose isparue.

Le D' Castiaux (1) s'exprime comme suit à propos du cas de Follet que nous venons de relater : « Dans les cas où l'intestin lui-même est piqué, le gonflement subit qui en résulte, permet aux fibres qui constituent la paroi intestinale de revenir sur elles-mêmes, aussitôt le trocart capillaire enlevé, et de boucher immédiatement l'ouverture infiniment petite qu'a produite l'aiguille, ouverture qui devient de suite perméable au gaz et dont on ne retrouve quelquefois pas de trace nette au bout de vingt-quatre heures. »

Il résulte de cet historique que les auteurs qui nous ont précédés dans cette étude ne semblent pas avoir utilisé dans leurs recherches les méthodes que nous offrent l'histologie d'une part, la pathologie expérimentale d'autre part. C'est pour combler cette lacune que nous avons entrepris ce travail, tout en ne nous dissimulant pas les difficultés du sujet. Nous croyons cependant avoir obtenu par les méthodes dont nous venons de parler des résultats précis, et, sans vouloir conclure absolument de l'expérimentation à la clinique, nous avons cru devoir les publier. Ces résultats, en effet, concordent absolument avec ce qu'il nous a été donné d'observer chez l'homme.

Passons au résumé d'un observation, qui a été présentée par le D' Ed. Martin à la Société médicale de Genève, et qui a fourni matière à une discussion inté-

---

(1) Documents pour servir à l'étude de la méthode aspiratrice par le D' J. Castiaux. Paris, 1873.

ressante de la part de plusieurs membres de la Société.

Observation recueillie par le D^r Ed. Martin.

Mme V..., 56 ans, blanchisseuse, a toujours été sujette à la constipation; 2 couches normales. En avril 1879, à la suite d'une constipation absolue durant huit jours, la malade a eu pendant trois jours de la diarrhée et des selles contenant du sang. Depuis cette époque, constipation accompagnée de douleurs dans le ventre. Le 10 octobre, la malade me fait demander pour une constipation datant de huit jours. Le ventre est dur, ballonné, pas de fièvre; l'huile de ricin essayée le jour précédent a déterminé des douleurs, mais n'a pas donné lieu à des évacuations. Traitement : frictions d'onguent napolitain belladoné. Une cuillerée à soupe d'eau-de-vie allemande.

Le 11. Le ballonnement augmente, surtout au niveau du creux épigastique.

Le 12. Les douleurs persistent sous forme de douleurs revenant toutes les 5 minutes accompagnées de contractions successives des anses intestinales. Traitement : pil. d'opium de 0,01 toutes les deux heures.

Le 13. Les douleurs diminuent quelque peu et quelques gaz s'échappent par l'anus le 14. Un lavement purgatif amène une selle liquide. Le ballonnement diminue de même que les douleurs.

Le 15-16 octobre pas de nouvelles évacuations, mais les accidents diminuent. La malade prend quelque nourriture, se lève le 17 et reprend quelque peu ses occupations le 19. Elle conserve cependant pendant tout le mois d'octobre et de novembre de la constipation, en rendant tous les huit jours quelques boulettes fécales du volume d'une noix.

28 novembre. Les accidents reparaissent et ne font qu'augmenter jusqu'au 1er décembre, malgré l'évacuation de quelques gaz et de quelques boulettes fécales le 29 novembre.

2 décembre. Le ballonnement augmente, gagne tout l'abdomen, même le creux épigastrique. Les coliques, très vives, sont suivies d'un gargouillement intense perçu à distance : vomissement des

boissons. Un lavement émollient amène l'évacuation de quelques boulettes de la grosseur d'une noisette. Pouls 88, pas de fièvre.

Le 3 et le 4. Les accidents vont encore en augmentant, surtout le ballonnement. Les coliques reviennent toutes les cinq minutes et débutent par la région ombilicale, puis gagnent le flanc droit, l'épigastre et le flanc gauche en suivant le trajet du gros intestin, dont on voit les diverses portions se contracter et se gonfler successivement. Depuis plusieurs jours la malade ne dort pas, ne prend aucune nourriture. Vomissements de boissons, hoquets, pouls 80, pas de fièvre; la langue est sèche. Le toucher rectal indique que le rectum est vide et que le doigt n'est retenu par aucune bride. Traitement : on continue les pil. d'opium, donne un lavement d'eau de savon et une potion de Rivière pour calmer les vomissements. Le 5 décembre, un peu moins de ballonnement. Le soir, lavement avec un siphon d'eau de Seltz et une sonde œsophagienne introduite de 12 centimètres dans le rectum. Le lavement est rendu sans matières fécales.

Le 6 et le 7. L'état reste le même. Essais infructueux pour introduire des sondes œsophagiennes à une plus grande hauteur : elles se replient.

Le 8. Nouvel essai avec une sonde anglaise en gomme, assez ferme, de 20 centimètres de long, et un irrigateur d'eau tiède, donnant lieu à l'évacuation de quelques matières fécales dures du volume d'une noix. Le ballonnement persiste malgré cela.

Le 9. Un nouvel essai avec une sonde anglaise résistante pénétrant à 30 centimètres de profondeur environ amène une évacuation assez abondante, demi-liquide, et un peu de soulagement ; mais le 10, les vomissements, les coliques reparaissent ainsi que le ballonnement, et les accidents vont en augmentant.

Le 11 et le 12. La malade ne peut plus supporter aucune nourriture, pas même un peu d'eau glacée; la langue est sèche, les yeux s'excavent, facies abdominal. Pouls 76. Pas de fièvre.

Des lavements pratiqués avec une sonde, introduite à 25 centimètres de profondeur, et de l'eau de savon, restent sans résultat.

Le 13. Les vomissements ont cessé, mais les crises sont fréquentes et le ballonnement excessif. Deux ponctions capillaires pratiquées avec un petit trocart explorateur, l'une au niveau du côlon transverse à l'épigastre, l'autre au niveau de la région ombilicale, n'amènent que fort peu de gaz. Une nouvelle ponction pratiquée (avec un trocart de Potain et sa canule), au niveau du flanc droit, amène l'évacuation d'un gaz fétide qui s'échappe en sifflant. Léger soulagement.

Le 14. Les accidents reparaissent avec la même intensité. Vue avec le professeur Revilliod : on fait placer la malade le siège en l'air, on introduit dans le rectum une sonde de gutta-percha, longue de 20 centimètres, et donne plusieurs lavements qui ramènent quelques matières liquides peu abondantes : léger soulagement.

Le 15. Nouvelle ponction au niveau du côlon transverse et du flanc gauche avec un trocart capillaire, sans grand résultat.

Les 16 et 17. On donne de nouveaux lavements avec de l'huile de ricin, de la soude et de l'acide tartrique. Ils sont rendus avec force et suivis de quelques débris de matières fécales.

Le 18. La malade a un peu dormi, elle n'a plus ni hoquets ni vomissements; la langue est moins sèche. On donne un nouveau lavement avec une sonde œsophagienne en gomme terminée en olive et présentant deux ouvertures latérales. La sonde introduite peu à peu remonte assez haut dans l'intestin. Trois irrigations sont poussées successivement et rendues. Après la troisième, on recommande à la malade de pousser et elle rend quelques matières liquides fétides et d'une couleur brun foncé.

Le 19. L'amélioration continue, le ballonnement a diminué, la malade a un peu mangé; elle se lève dans l'après-midi et rend quelques gaz.

Le 20, dans l'après-midi, nouvelle évacuation gazeuse abondante suivie d'une menace d'évanouissement et d'une sensation singulière perçue par la malade : il lui semble qu'on lui a ouvert le ventre.

Le 21. La malade est très soulagée, la nuit a été bonne; plus de contraction ni de gargouillement; le ventre est beaucoup moins ballonné.

Le 22. L'amélioration persiste, mais le 23 tous les accidents reparaissent accompagnés d'une grande faiblesse et d'une vive douleur au niveau du flanc gauche.

Les 24 et 25, le ballonnement augmente; les accidents vont en s'aggravant jusqu'au 27, où des lavements répétés déterminent l'évacuation d'une ou deux boulettes fécales et sont suivis du dégagement de quelques gaz.

Nouveaux accidents et nouvelle détente le 31 décembre.

2 janvier 1880. Un lavement d'eau de savon amène la sortie de deux matières fécales solides de la grosseur du doigt et longues comme le pouce. Le ballonnement diminue pour reparaître de nouveau le 3. A partir de ce jour, aucun dégagement de matière jusqu'au 6; la malade entre ce jour-là à l'hôpital cantonal.

Depuis le 4, les crises sont très répétées, très douloureuses, et les vomissements ont reparu le 5, alimentaires, bilieux, puis légèrement brunâtres. Le 6, au matin, pas de fièvre. La malade entre dans le service de clinique interne (professeur Revilliod).

Le 6 et le 7, les vomissements persistent, les contractions sont un peu calmées par des piqûres de morphine : de nouveaux lavements sont essayés sans succès. On fait pendant ces deux jours de nouvelles ponctions avec l'appareil Potain.

Le 8 janvier, la malade passe en chirurgie, service clinique de M. le professeur Julliard. L'état général s'aggrave; facies abdominal, vomissements fécaloïdes. M. le professeur Julliard se décide à pratiquer l'ouverture de l'abdomen. Ethérisation et incision sur la ligne blanche s'étendant du pubis jusque près de l'ombilic et se prolongeant jusqu'à trois travers de doigt au-dessus. Le péritoine incisé, les intestins font hernie par la plaie. Ils sont très distendus. Pas de liquide dans l'abdomen. Péritoine pariétal et viscéral normal. Après quelques recherches, le professeur Julliard aperçoit deux anses engagées dans un repli du mésentère qui forme une sorte de poche retenant les anses engagées. Une des anses est beaucoup moins distendue que l'autre. Elles sont facilement dégagées et l'on pense avoir ainsi levé l'étranglement. On cherche ensuite à réduire les intestins dans l'abdomen. Quatre ponctions successives dans l'intestin produisent une légère diminution de calibre : après beaucoup de peine on parvient à réduire les anses herniées et faire une suture profonde enchevillée avec des fils de soie antiseptique enroulés sur deux sondes anglaises placées parallèlement de chaque côté de la plaie. Sutures superficielles en catgut. Pansement de Lister. Dans l'après-midi, injection de 1 centigramme de morphine. Lavement le soir, sans résultat; un peu de prostration, ventre tendu, plus de vomissements, mais hoquets fréquents.

9 janvier. Nuit assez bonne, facies meilleur, pouls régulier. Les vomissements n'ont pas reparu. Les contractions et les coliques persistent. Glace, Champagne, bouillon froid.

Le 10. Même état, les contractions persistent, arrachant des cris de douleur. Les urines sont rares : celles des deux premiers jours, exposées à l'air, sont devenues noires. Par le toucher rectal on constate la présence d'une tumeur dans le petit bassin, due pour M. le professeur Revilliod à des amas de matières fécales dans l'intestin. A la longueur du doigt, on sent quelques matières fécales arrondies presque molles, de la grosseur d'une noisette.

Le 11. Même état. Les contractions persistent. Le pouls faiblit et devient irrégulier, le hoquet persiste.

Le 12. Expulsion de gaz dans la nuit ayant amené une détente considérable. Le pouls se relève, la malade est soulagée et mange une cervelle à midi. On change le pansement, on enlève les sutures superficielles, dont quatre ou cinq ne tiennent pas. Après le pansement, les douleurs reparaissent. Le hoquet cesse presque complètement.

Le 13. Affaiblissement notable; depuis hier, les contractions, les vomissements reparaissent. On se décide à rouvrir de nouveau la cavité abdominale et à rechercher l'étranglement.

A quatre heures et demie, éthérisation, pulvérisation. Ablation des sutures profondes. Aussitôt la plaie s'ouvre spontanément dans toute son étendue et les intestins fortement distendus font hernie. Quelques fausses membranes blanchâtres ou légèrement rougeâtres recouvrent en plusieurs points le péritoine qui a perdu son poli. Exsudat purulent de moyenne abondance dans les parties déclives. Après avoir attiré hors de la plaie toute la masse de l'intestin grêle fort dilaté, on trouve le gros intestin énormément distendu par les matières fécales. Le cæcum surtout présente un volume considérable. Dans la cavité du bassin, on trouve une anse intestinale très distendue. Après une recherche assez longue, on arrive sur le point de l'étranglement qui paraît siéger à la limite entre l'S iliaque et le rectum. Le bout inférieur de l'S iliaque, très dilaté, se rétrécit brusquement (comme un boudin serré par une ficelle), et se continue avec le rectum non dilaté, contenant quelques boulettes fécales dures. L'étranglement est produit par un anneau d'un demi-centimètre de largeur à peine. Il est assez complet pour qu'après la section de l'anneau aucune matière fécale ne s'écoule du bout supérieur. On incise l'S iliaque en dessus de l'étranglement et donne issue à une énorme quantité de matières fécales. Le bout inférieur est lié avec un catgut à son extrémité supérieure et abandonné dans l'abdomen; l'S iliaque est entourée avec des fils de soie à l'angle inférieur de la plaie abdominale. On retire avec l'appareil Potain par la ponction de l'intestin grêle une grande quantité de gaz, ce qui permet de faire rentrer tout le paquet intestinal dans la cavité abdominale. A la fin de l'opération, les anses intestinales étaient notablement hyperémiées. Réunion par suture profonde et pansement au coton. Pouls très affaibli à la fin de l'opération, qui a duré un quart d'heure. On réchauffe la malade qui revient à elle, reconnaît encore ses enfants et meurt dans la nuit. Depuis la première opération, jamais la température n'avait atteint 39°.

Autopsie pratiquée 36 heures après la mort, par M. le professeur Zahn.

Femme grande, amaigrie, ventre ballonné. Sur la ligne médiane, depuis 4 centimètres au-dessus de l'ombilic jusqu'au pubis, se trouve une incision reliée par des sutures. A l'angle |inférieur, dans un écartement de la plaie, on voit une anse intestinale hyperémiée, ouverte au centre, par où sortent des matières fécales. En ouvrant l'abdomen, on voit sortir les intestins fortement tendus. Les anses intestinales fortement hyperémiées sont recouvertes d'ecchymoses et de minces fausses membranes fibrineuses. La surface n'est plus luisante dans tous les points. L'intestin grêle, les côlons ascendant, transverse et descendant sont dilatés. Ce dernier au niveau de l'iliaque se dirige vers la ligne médiane et est fixé à la plaie. Dans l'abdomen, un peu de liquide rougeâtre sanguinolent, sans mauvaise odeur. Les anses intestinales sont déjà collées les unes aux autres. L'intestin grêle ne contient que des gaz, le gros intestin des gaz et des matières. A droite, le diaphragme atteint le bord inférieur de la quatrième côte, à gauche celui de la cinquième. L'estomac, le foie sont remontés, le mésentère très injectés, surtout au niveau de son insertion; pas d'altération des ganglions mésentériques. Liquide brûnâtre odorant dans le bassin. Quelques matières fécales sont contenues dans le rectum, qui est mobile. La partie inférieure de l'intestin est séparée de la supérieure, qui est fixée à la plaie, et serrée par une ligature au catgut à 1/2 millimètre de son extrémité supérieure. On peut pénétrer avec un stylet dans le bout inférieur, malgré sa ligature.

Dans l'ampoule rectale, quelques matières fécales dures recouvertes de mucosités. Hémorrhoïdes internes. Hyperémie de la muqueuse, mais pas d'autres altérations du rectum, dont la musculature est normale. La partie inférieure, du côlon descendant et supérieure de l'S iliaque sont distendues par des matières fécalles molles. La muqueuse n'est pas altérée, sauf une légère stase veineuse. La musculature est bien développée. Légère inflammation adhésive à l'endroit où l'intestin est fixé à la plaie, et forte hyperémie de la séreuse, mais pas de pus. Le long de la grande plaie de l'abdomen le péritoine est hyperémié et présente quelques déchirures et quelques ecchymoses dans les adhérences. Petits polypes muqueux dans la partie supérieure du cæcum et inférieure du côlon ascendant. Le côlon transverse est excessivement dilaté, de même que le côlon descendant, qui présente une largeur de 20 centimètres. La paroi paraît très épaissie.

L'anneau qui a causé l'étranglement a une forme ronde, un diamètre de 8 millimètres environ. Le maximum d'épaisseur des parois est de 3 millimètres.

Il est formé par une prolifération carcinomateuse poussant des prolongements dans la direction du rectum ; la largeur maximum de l'anneau est de ʻ12, la largeur minimum de 5 millimètres. Surface spongieuse, pas d'ulcération. Histologiquement, on reconnaît un épithélioma à cellules cylindriques. Pas de métastases sur la séreuse ou dans les ganglions.

A la surface de l'intestin grêle, on constate l'existence de huit points atteints par le trocart ; on les exciste, et, après un examen macroscopique à l'état frais, on les place dans de l'alcool fort : au bout de quatre jours, les pièces montées dans le microtome ont été débitées en tranches minces et soumises à un examen sur lequel nous reviendrons plus tard.

Examen macroscopique. — Sur trois points lésés, on observe ce qui suit. Sur la séreuse, petite plaie de forme triangulaire à bords saillants, à fond rouge vif. L'intestin dans son ensemble est recouvert de fausses membranes minces (péritonite). Au niveau du point blessé, les fausses membranes ne présentent pas d'épaississement. A la surface interne de l'intestin, même ouverture à bords saillants dans le point correspondant à la plaie externe. Le fond de la plaie, plus noirâtre, semble formé de sang coagulé (thrombus rouge de Zahn). A ce niveau, une ecchymose circulaire de 2 centimètres de diamètre, se détachant, grâce à sa couleur plus foncée, sur le reste de l'intestin.

Sur trois autres piqûres, l'ecchymose est externe et le centre de la plaie plus blanchâtre. Partout on observe l'auréole formée par l'ecchymose.

En deux autres points on ne constate qu'une tache blanchâtre, de la grosseur d'une tête d'épingle : même remarque pour une pièce provenant du gros intestin.

Partout, à sa surface externe, l'intestin est parsemé de filaments enkystés dans la pseudomembrane et recouverts complètement par elle (fils détachés des pièces de pansement).

Passons maintenant au détail des expériences faites par nous ; diverses circonstances nous ont empêché de les multiplier. Nous nous sommes servi du lapin, seul animal que nous ayons eu à notre disposition. Nous avons, sur le conseil de M. le professeur Zahn, toujours opéré à sec. Les plaies ont toujours été nettoyées avec des linges propres et secs. Comme nous le verrons plus loin, cette pratique nous a en général fort bien réussi ; nos animaux ont supporté de graves traumatismes impunément, sans que nous osions pour cela attribuer absolument à notre méthode un résultat si satisfaisant.

OPÉRATIONS.

Les deux premières opérations ont été faites de la manière suivante. Au moyen d'un long tube de verre coudé, nous insufflons par le rectum de l'air dans les les intestins, pour nous rapprocher le plus possible des conditions dans lesquelles on se décide à ponctionner chez l'homme. Dans les instants qui suivent l'insufflation, le ballonnement est modéré, puis, brusquement, l'air forçant la valvule iléo-cæcale, l'intestin grêle se remplit d'air et l'augmentation de volume de l'abdomen devient considérable. Nous retirons alors le tube et l'air ne s'échappe pas. Alors, avec un trocart très fin dans les deux premières opérations, plus gros (2-3 millimètres de diamètre) dans toutes les opérations suivantes, nous piquons vivement à travers les parois abdominales. Le trocart retiré, l'animal est mis en liberté. Peu à peu les gaz s'échappent, et l'animal ne paraît en rien inccommodé.

Expérience I. — Nous faisons sur un lapin bien portant cinq ponctions avec un trocart fin. A une des ponctions, l'instrument ramène un peu de matières fécales; l'animal est tué deux jours après.

Autopsie. A la face externe de la musculature abdominale, une fois l'animal écorché, nous trouvons quatre des piqûres en bonne voie de cicatrisation. Les bord s de la plaie bien fermés sont entourés d'une légère ecchymose. Dans une des plaies abdominales, un abcès dû probablement au passage des matières fécales observé dans une de nos ponctions. Cet abcès n'attein t'pas la surface interne de la paroi abdomidale; il est remplacé là par une forte ecchymose.

Intestin. — Les cinq piqûres ont atteint l'intestin grêle, ce qui s'explique par l'énorme distension que subit ce dernier pendant l'insufflation. Le centre des piqûres est blanc; pas de fausse membrane ni d'ouverture au centre de la plaie. Les bords encore triangulaires et un peu saillants sont entourés d'une ecchymose, qui ne se retrouve que dans deux piqûres à la surface muqueuse. Une valvule connivente a été percée par le trocart et présente à son intérieur un caillot sanguin volumineux.

Les parties blessées que nous venons de décrire sont excisées et soumises aux manipulations décrites par nous à propos des pièces de l'intestin de Mme V.... Nous agissons de même dans toutes nos expériences ultérieures, réservant à plus tard la description des examens histologiques de ces pièces.

Expérience II. — Identique à la précédente. Nous ne faisons que deux piqûres; le lapin est tué deux jours après. Cette fois, nous ne retrouvons pas d'abcès à l'autopsie, le trocart n'ayant pas ramené de matières fécales. L'aspect des plaies intestinales est identique à celles de l'expérience I.

Voulant observer les effets de nos opérations dans tous leurs détails, nous avons modifié notre procédé et utilisé un plus gros trocart.

Expérience III.— Un lapin de taille moyenne, chloroformé, l'abdomen rasé, est étendu sur le dos. Nous faisons le long de la ligne médiane une incision de 5 centimètres, suivant la ligne blanche, et portant à 2 centimètres au-dessus de l'ombilic. Les intestins ainsi mis à nu ne sortent pas par la plaie, et le gros intestin présente d'assez forts mouvements péristaltiques. Nous insufflons alors de l'air par le rectum. Deux anses intestinales, une du gros intestin, l'autre de l'intestin grêle, sortent distendues par la plaie. Nous les plaçons sur un linge. L'intestin grêle, gonflé de matières, ne présente pas de mouvements vermiculaires. Le gros intestin, moins rempli, montre, malgré sa distension, d'assez violents mouvements péristaltiques. On pratique des ponctions sur ce dernier, d'abord sur les parties situées entre les bandelettes. Le trocart retiré, une gouttelette de sang sort lentement de la plaie et au même moment une contraction énergique, transversale au grand axe de l'intestin, dérobe la piqûre à nos regards. La partie sus-jacente au coup de trocart vient en effet s'appliquer fortement contre la partie sous-jacente à la plaie. Cette disposition est durable, et le point ainsi contracté devient le centre de mouvements péristaltiques et antipéristaltiques ; la plaie est par ce fait immobilisée, et ces phénomènes, qui durent environ un quart d'heure, nous expliquent comment l'issue des matières fécales dans le péritoine est empêchée.

Nous faisons une ponction dans le voisinage, cette fois sur une bandelette. Ici encore même processus; seulement, le sens du repli qui cache la plaie dans sa profondeur est parallèle au grand axe de l'intestin, la bandelette étant formée de fibres longitudinales. De chaque côté du repli s'en forment d'autres en assez grande quantité, ce qui plisse complètement la bandelette sur une distance de 25 millimètres de chaque côté de la plaie. A ce moment, la séreuse prend un aspect un peu trouble. La bandelette se rétrécit ainsi considérablement au niveau de la piqûre, et ce phénomène dure dix minutes environ. En outre, de chaque côté de la bandelette blessée, l'intestin est le siège de contractions énergiques. Les mouvements vermiculaires se dirigent tous vers un centre qui est formé par le point blessé. On fait quatre ponctions en tout.

Intestin grêle, trois ponctions. Le trocart arraché amène une plus grosse gouttelette de sang que dans le gros intestin. Plissement dans le sens du grand axe de l'organe au niveau du point blessé, qui ne disparaît cependant pas sous les replis. Toute la région autour de la piqûre s'anémie. Mouvements péristaltiques dans le voisinage. Environ cinq minutes après la ponction, on voit apparaître dans la séreuse qui entoure la plaie une ecchymose de la grosseur d'une lentille, ce qui ne s'est pas produit dans le gros intestin. Cette suffusion sanguine rappelle exactement celles que nous avons observées sur l'intestin de Mme V... Au moment où nous opérons sur l'intestin grêle, l'animal se réveille, et fait quelques efforts pour se détacher. Les intestins se précipitent en grande quantité par la plaie, leurs mouvements péristaltiques sont très accentués. Malgré cela, rien ne s'échappe par les piqûres. L'animal chloroformé à nouveau, et les intestins remis en place, on suture la plaie de la paroi abdominale.

Les phénomènes décrits ici se sont représentés chaque fois que nous avons opéré sur des intestins à ciel ouvert. Il est légitime de croire que les choses se sont passées de même dans les cas, où par suite du manuel opératoire employé, nous n'avons pu le constater directement.

Ce lapin a été tué huit jours après, et malgré de minutieuses recherches, nous n'avons pu retrouver la trace de nos piqûres. Sur une portion d'intestin, un poil enfoui dans un exsudat circonscrit. Nulle part ailleurs trace d'une réaction inflammatoire quelconque.

Voyant la difficulté que nous avions de retrouver la trace de nos opérations, nous plongeâmes notre trocart dans du vermillon, quelquefois dans du bleu ou du violet d'aniline. Cette pratique, comme nous le montrerons, n'a en rien arrêté la marche des processus et nous a même permis d'observer quelques phénomènes intéressants.

Expérience IV. — Nous chloroformons un lapin et opérons d'après le procédé que nous venons de décrire, en plongeant notre trocart dans du vermillon mélangé à un peu d'eau. L'animal, assez malingre, meurt pendant l'opération. Les mouvements vermiculaires ont été ici particulièrement violents. Le vermillon mélangé à du sang s'épanche chaque fois sur la surface de la plaie; on voit que dans le tissu cellulaire sous-séreux il en a été de même.

Désireux de voir si l'arrêt des mouvements péristaltiques pouvait porter préjudice à la cicatrisation, nous essayâmes, sur le conseil de M. le professeur Prévost, d'atteindre ce but avec le sulfate neutre d'atropine.

EXPÉRIENCE V. — Le sujet étant très jeune, nous n'arrivons pas à injecter la substance toxique dans les veines. Nous employons la voie sous-cutanée. 3 milligrammes d'atropine sont injectés à dose massive.

Vingt minutes après l'injection, les pupilles sont dilatées à l'extrême, nous chloroformons légèrement et opérons comme ci-devant (expérience IV), en nous servant du vermillon comme moyen de coloration. Nous constatons que dans l'intestin grêle seul les mouvements péristaltiques ont cessé. C'est sur cette partie immobilisée que-nous pratiquons nos piqûres, au nombre de douze. Cette immobilité tenait à une seconde cause, l'insufflation préalable.

Les ouvertures des plaies restent béantes, les gaz s'échappent, mais en petite quantité, accompagnés d'un peu de matières fécales dans huit piqûres. Une fois ces gaz sortis, la tunique intestinale s'affaisse dans le point blessé, des plis longitudinaux se forment sur la séreuse, et la plaie disparaît en partie au milieu d'eux. Quelques instants après l'opération apparaît la gouttelette de sang qui vient fermer la plaie; elle ne contient de vermillon que sur ses bords. La gouttelette semble plus volumineuse et cependant plus lente à se former que lorsqu'on n'emploie pas l'atropine; mais nulle part ne se développe d'ecchymose dans les tissus.

On peut voir par ce qui précède que si l'on opère sur un animal atropinisé, les résultats sont un peu différents. L'obturation de la piqûre paraît se faire surtout à l'aide du sang épanché; la stase vasculaire étant plus accentuée, la goutte est plus volumineuse, et enfin il ne se forme pas d'épanchement interstitiel sanguin, comme on en observe lorsque les mouvements péristaltiques de l'intestin peuvent s'effectuer. Le lendemain, nous trouvons l'animal mort.

Autopsie.—Une inflammation circonscrite de la séreuse a amené des adhérences entre le gros intestin et le point blessé. Les tissus semblent déjà réunis dans le centre des plaies, fait démontré par l'examen histologique.

Expérience VI. — Gros animal auquel nous injectons une solution aqueuse de 2 milligrammes de sulfate neutre d'atropine dans la veine fémorale gauche. Dix minutes après, voyant à l'état des pupilles que nous pouvons continuer l'opération, nous faisons notre incision comme à l'ordinaire et insufflons une grande quantité d'air. Une anse d'intestin grêle, extrêmement distendue, sans mouvements péristaltiques, se précipite par la plaie. Nous lions les trois artérioles mésentériques qui s'y distribuent. Dans le gros intestin, les mouvements sont conservés ; il est vrai qu'ils sont affaiblis.

Les piqûres faites avec le trocart, sans vermillon, ne provoquent aucun mouvement péristaltique, pas même de plissement. En retirant le trocart il sort chaque fois un peu de matières fécales, fait fort rare lorsque les mouvements péristaltiques sont conservés. L'ouverture se comporte comme dans l'expérience V; elle reste d'abord béante, puis se ferme par un épanchement de sérosité sanguinolente. Pas d'ecchymose.

Une ligature est faite à l'artère qui nourrit l'appendice vermiculaire. On fait sur ce dernier quelques piqûres dans lesquelles la sérosité s'épanche seulement au bout d'une minute. On laisse les ligatures des artères en place et l'on referme la plaie.

Deux jours après, on trouve le lapin mort : on constate à l'autopsie une péritonite intense localisée dans le voisinage des points lésés par le traumatisme. La cicatrisation semble, ce qui est du reste confirmé par le microscope, peu avancée.

Expérience VII. — Voulant rappeler ce qui se passe dans l'obstruction intestinale chez l'homme, nous ouvrons l'abdomen et sortons une anse intestinale sans l'insuffler. Puis, à 4 centimètres de la valvule iléo-cæcale, nous faisons une ligature sur l'intestin grêle, au moyen d'un fil de soie assez épais, et faisons séance tenante six piqûres avec un trocart plongé dans le violet de méthylaniline, tant au-dessus qu'au-dessous de la ligature. L'animal meurt dans la nuit. Une forte suffusion sanguine et une péritonite, phénomènes tous deux localisés en dessus de la ligature, nous frappent à l'autopsie. Le gros intestin anémié et ratatiné contient un mucus épais blanc jaunâtre remplissant tout le canal. Le violet se reconnaît encore un peu sous les plaies.

EXPÉRIENCE VIII. — Fort sujet, sur lequel nous opérons exactement comme sur le précédent, avec cette différence que la ligature est placée sur le gros intestin tout près de sa naissance, et que nous colorons au vermillon. Nous avons ici une forte hémorrhagie en deux piqûres : en effet, le trocart ayant percé de part en part, va atteindre une artériole mésentérique. Nous faisons quatre piqûres en dessus, deux au-dessous de la ligature.

Quatre jours après, le lapin, qui a refusé de manger, est trouvé mort.

Autopsie.—L'intestin en dessus de la ligature est très dilaté, rempli de masses fécales dures mélangées à des gaz. En dessous de la ligature, l'intestin pâle, ratatiné, est rempli du même mucus décrit plus haut (expérience VII). L'exsudat péritonéal se trouve en dessous de la ligature et est assez marqué. A l'œil nu, fait confirmé par le microscope, les piqûres semblent plus avancées en guéri son en bas qu'en haut.

Comme on peut le voir par ces détails, nos animaux n'ont pas supporté la ligature intestinale. Ils paraissent plus sensibles que l'homme sous ce rapport.

EXPÉRIENCE IX. — Ici, nous nous contentons, pour être plus sûr de conserver l'animal vivant, d'une incision abdominale et d'une insufflation de l'intestin : nous portons ensuite dix coups de trocart dans l'intestin grêle et le gros intestin. Le trocart a été plongé dans du violet d'aniline dissous dans l'eau. Rien ne sort par les plaies, sauf un peu de sang ; les mouvements péristaltiques étaient peu marqués.

Nous tuons sept jours après le lapin ; il a fort bien supporté l'opération et a mangé autant que ses congénères non opérés.

Autopsie. — Plaie de l'abdomen cicatrisée. Traces des piqûres à peine visibles sur l'intestin sous forme d'une tache blanchâtre ne contenant que fort peu de violet. Les pièces placées dans l'alcool, l'aniline est presque totalement dissoute. Nous en retrouverons quelques faibles traces au microscope.

ExPÉRIENCE X. — Même opération : cette fois nous employons le vermillon comme substance colorante. L'opération réussit bien, les mouvements péristaltiques sont très nets ; l'animal, fort bien portant, est tué huit jours après. La plaie abdominale est cicatrisée, les blessures de l'intestin sont reconnaissables, grâce au vermillon employé.

ExPÉRIENCE XI. —Nous faisons à un jeune lapin, dont nous insufflons l'intestin, et sans ouvrir l'abdomen, six piqûres avec le trocart, sans plonger ce dernier dans une substance colorante.

Dix jours après, l'animal, fort bien portant, est sacrifié : nous retrouvons à grand'peine deux petites taches blanches que le microscope nous fait reconnaître comme des cicatrices de piqûres.

EXAMEN HISTOLOGIQUE DES PIQURES.

L'examen histologique de l'intestin, dans les points blessés, a été fait chez tous les animaux mis en expérience, et c'est sur cet examen que sont basées les conclusions de ce travail. Nous allons exposer ici ces résultats, en commençant par l'étude de l'intestin chez les animaux qui ont le plus rapidement succombé. Nous avons décrit plus haut la technique employée.

Lapin mort pendant l'opération. (Expérience IV.) Séreuse (1). — A sa surface, accumulation de plasma contenant de petites cellules et formant une légère élevure. Le tissu conjonctif sous-séreux est disloqué par une infiltration considérable de cellules conjonctives et embryonnaires. Sur les bords de la plaie, beaucoup de cellules embryonnaires contiennent des granulations de vermillon.

(1) Voir pl. I, fig. 1.

Le coup de trocart a déchiré toutes les couches. Le
canal, large dans la séreuse et la musculaire longitudinale, est rempli par un coagulum formé de sang contenant du vermillon ; il se rétrécit considérablement
dans la musculaire interne pour s'élargir à nouveau
dans le tissu cellulaire sous-muqueux. Là une ecchymose, qui remplit le champ du microscope (Hartnack,
oculaire II, objectif 5), et contient jusqu'à une grande
distance de la plaie des granulations de cinabre. Ces
particules se rencontrent encore dans la plaie de la
muqueuse qui est béante : elles pénètrent même par
places dans le tissu conjonctif interglandulaire. Le
coagulum, avec le vermillon qu'il contient, ressemble
ainsi à un bouton de chemise, la partie étranglée se
trouvant dans la musculaire interne, et la partie la plus
élargie dans le tissu cellulaire sous-muqueux.

Au moyen de l'objectif n° 7, on voit plus exactement
encore le vermillon enfoui dans le tissu conjonctif
interglandulaire.

Expérience V. — Rien à remarquer ; le vermillon se
trouve en quelques endroits emprisonné dans des cellules. Les fibres musculaires ne présentent pas encore
de transformation. La piqûre a un jour de date.

Expérience VI (deux jours de date de la piqûre). — Sur
une préparation, on voit qu'une forte hémorrhagie a
disjoint la musculaire circulaire. Plaie obstruée en partie par un coagulum séro-sanguin, en partie par des
cellules rondes. Les globules sanguins engagés dans

le tissu de l'intestin offrent peu de modifications. Forte stase veineuse dans la muqueuse. Processus cicatriciel bien moins avancé que chez le lapin de l'expérience n° VII, où la piqûre a aussi deux jours de date. Il est vrai que dans l'expérience VI nous avons employé l'atropine. Il semblerait donc que l'arrêt des mouvements péristaltiques retarde la guérison des piqûres. Nous avions en outre, ici, lié les artérioles se rendant dans les points en expérience.

Expérience VII. — La piqûre date de deux jours. Nous examinons séparément la partie en dessus et les parties en dessous de la ligature faite à l'intestin.

En dessus de la ligature : Paroi intestinale épaissie au niveau des plaies, surtout le tissu cellulaire sous-muqueux et sous-séreux. Vaisseaux gorgés de sang, sinueux surtout dans la musculaire. Le canal de la plaie renferme, dans le tissu conjonctif sous-séreux et sous-muqueux, des corps étrangers de nature végétale, reconnaissables à leurs cellules caractéristiques et au fait que le violet de méthylaniline les a fortement colorés. Le canal de la plaie se rétrécit ici encore dans la musculaire interne.

Objectif 7. Séreuse. Sur elle, un dépôt fibrineux finement granulé contenant des cellules rondes; dans la couche superficielle, les cellules sont plus grandes et plus pâles que celles de la profondeur; leur protoplasma plus développé les fait ressembler à des cellules endothéliales proliférées. Pas de cellules géantes.

Musculaire. Dans la musculaire interne, rétrécissement du canal, qui est rempli par des amas de cellules
rondes et de la sérosité avec quelques globules rouges.
Pas de modifications dans les fibrilles musculaires elles-
mêmes.

Tissu cellulaire sous-muqueux. Corps étrangers entourés
d'une infiltration considérable de cellules rondes, réunies entre elles par une substance finement granulée.

Muqueuse. Vaste infiltration cellulaire. L'épithélium,
bien conservé sur les bords de la plaie, qui dans son
ensemble est rectiligne, tranche nettement sur le reste
de la muqueuse. On ne reconnaît pas ici de modifica-
tion nette de l'épithélium.

Dans une préparation, le trocart a transpercé un
organe arrondi placé chez le lapin près de la valvule
iléo-cæcale et qui est formé de follicules lymphatiques.
Les follicules blessés se reconnaissent au premier coup
d'œil, par le fait que le picrocarminate d'ammoniaque
les colore mieux que les follicules intacts. Près de la
plaie, des globules rouges sont distribués sans ordre
au milieu des cellules lymphatiques des follicules. Dans
la muqueuse, beaucoup de petites cellules semblables
à du tissu cicatriciel jeune.

Avec l'oculaire 7, on voit que dans les follicules
atteints et contenant des globules rouges, quelques
cellules lymphatiques contiennent un pigment brunâtre;
ces cellules sont plus volumineuses que les cellules
sans pigment qui les avoisinent. Dans les espaces lymphatiques périfolliculaires les plus rapprochés, on re-

trouve ce pigment brunâtre, en partie, à ce qu'il semble, emprisonné dans des cellules. Cette matière, nettement distincte des globules sanguins placés plus loin dans les vaisseaux, nous paraît constituer de l'hématoïdine non cristallisée.

En dessous de la ligature : Paroi intestinale à peine épaissie ; cependant les couches sous-séreuse et sous-muqueuse présentent un épaississement. Mince couche de fibrine sur la séreuse à l'endroit de la piqûre. Vaisseaux un peu dilatés dans le voisinage.

Objectif 7. Le dépôt sous-séreux se compose de fibrine homogène, finement granulée, contenant fort peu de cellules. Musculaire longitudinale largement déchirée, musculaire circulaire contractée autour de la plaie; celle-ci se rétrécit pour la traverser. Les fibres musculaires au point de section sont légèrement épaissies. Entre les fibrilles, assez forte infiltration sanguine.

Muqueuse près de la plaie légèrement infiltrée de cellules. Dans quelques glandes, gonflement trouble des épithéliums : dans ces cas, on croirait voir des glandes à pepsine; la lumière de la glande a disparu du fait de l'accumulation considérable de cellules. D'autres glandes placées plus loin de la plaie ne participent pas à ce processus, ne contiennent pas de cellules dans leur intérieur et présentent un épithélium transparent. (Pl. II, fig. 6.)

Dans toutes les coupes de cette série, nous avons remarqué ces modifications dans les glandes.

En comparant les processus en dessus et en dessous de la ligature, nous voyons dans le second cas les prosessus bien plus avancés que dans le premier, l'inflammation péritonéale de moindre intensité, la congestion moins considérable. Là, pour la première fois, nous voyons les cellules musculaires entrer en activité formatrice, ce que nous montre le léger épaississement des fibrilles au point de section. Nous verrons, dans des coupes plus âgées, ces processus devenir plus nets et le tissu musculaire dans son essence prendre une part active à la fermeture de la plaie.

Expérience II. — La piqûre date de deux jours. Dans une valvule connivente, un assez fort épanchement sanguin, dont les parties externes sont stratifiées. Paroi formée par la couche cellulaire sous-muqueuse. Ce coagulum ressemble en tous points à un thrombus rouge.

En résumé, le processus commence faiblement le premier jour, la fermeture du canal se fait par le coagulum séro-sanguin, l'issue des matières est empêchée par la contracture de la musculaire interne. Des cellules embryonnaires, arrivant sur l'endroit blessé en suivant la voie du tissu conjonctif sous-séreux et sous-muqueux, viennent s'emparer du vermillon, envelopper les corps étrangers et envahir la plaie. L'endothélium de la séreuse commence à proliférer. Ces phénomènes s'accentuent le second jour; à la fin de ce jour-là, on voit la tunique musculaire prendre part au processus cicatriciel.

Expérience VIII. — Piqûre datant de quatre jours en dessus de la ligature. Faible grossissement. Dans la plupart des piqûres, épaississement assez considérable de la paroi intestinale. La séreuse, très augmentée de volume, présente un exsudat qui s'étend assez loin de la plaie. Dans les autres couches, forte extravasation sanguine ayant souvent manifestement désagrégé les tissus. Muqueuse d'aspect déchiqueté. Le vermillon est presque uniquement accumulé dans le tissu cellulaire sous-muqueux. Sur une coupe, un follicule solitaire dans l'immédiat voisinage de la plaie, est recouvert d'un dépôt assez considérable de vermillon.

Objectif 7. Globules sanguins extravasés bien conservés, entourés de nombreuses cellules rondes, surtout dans la séreuse : dans la musculaire, on ne trouve presque plus de ces cellules, mais elles reparaissent en assez grande quantité dans le tissu sous-muqueux et la muqueuse. Des corps étrangers (fécule provenant du tube intestinal) arrivent jusque dans le tissu sous-séreux. Pas de substance intercellulaire appréciable, sauf en quelques rares endroits, une sorte de plasma finement granulé. Les cellules souvent fortement granulées, semblables à des globules lymphatiques, ne présentent nulle part de dégénérescence graisseuse.

En dessous de la ligature, le canal de la blessure est envahi par de nombreuses cellules rondes, enfouies dans une substance homogène peu développée. Quelques cellules contiennent du vermillon ; dans les coupes correspondant au centre de la blessure, quelques corps étrangers provenant de l'intestin, entourés de toutes parts de cellules rondes. Ici encore, c'est dans le tissu conjonctif sous-muqueux que l'infiltration cellulaire est de beaucoup la plus considérable. Dans la musculaire, les cellules à vermillon ne se voient pas seulement

dans le canal de la plaie : on en rencontre qui ont pé-
nétré entre les fibrilles jusqu'à de grandes distances de
la piqûre.

Objectif 7. *Musculaire.* Dans le centre de la plaie,
cellules fusiformes pâles, quelques-unes à deux noyaux.
Les fibres musculaires de l'immédiat voisinage de la
plaie sont en voie de métamorphose régressive : il semblerait qu'on se trouve ici en présence de phénomènes
de prolifération. Certaines fibres, en effet, montrent un
noyau unique avec deux nucléoles, d'autres un noyau
étranglé dans son milieu, d'autres enfin ont deux
noyaux.

Sous-muqueuse. Cellules à vermillon nombreuses,
qui ne vont pas jusque dans la muqueuse. Au centre
de la plaie, dans quelques préparations, de petites cellules fusiformes parallèles à la direction dans laquelle
le coup de trocart a été porté.

Muqueuse. Plaie obturée par des cellules embryonnaires rondes qui forment un bourrelet à la surface intestinale. Entre les cellules, substance conjonctive homogène finement granulée. Autour de la blessure, forte
infiltration cellulaire diminuant à mesure qu'on s'éloigne
de la piqûre et envahissant les espaces interglandu-
laires.

Ici, comme dans l'expérience VII, les processus sont
beaucoup plus avancés en dessous de la ligature de l'intestin. Dans les deux sortes de préparations, la prolifération cellulaire atteint son maximum dans la séreuse,

le tissu sous-séreux, la muqueuse et surtout le tissu sous-muqueux. Mais, dans les préparations provenant des blessures faites en dessous de la ligature, la séreuse n'est recouverte que d'un léger dépôt fibrineux ; dans l'autre genre de piqûres, ce dépôt est assez considérable. Au-dessous de la ligature, dans le tissu cellulaire sous-muqueux, première apparition de cellules fusiformes; rien de semblable au-dessus. La plaie est plus large dans les préparations faites au-dessus de la ligature ; la cause en est sans doute dans la faiblesse de la tunique musculaire à ce niveau. En dessous de la ligature, prolifération marquée des fibrilles musculaires, à peine visible au-dessus. En dessous de la ligature, dans le tissu conjonctif sous-muqueux, des cellules contenant du vermillon se rencontrent à une grande distance de la plaie; elles vont infiltrer le pourtour des follicules, en suivant sans doute la voie des espaces lymphatiques périfolliculaires. Dans le follicule même, pas de vermillon. Le conglomérat cellulaire, faisant bourrelet à la surface intestinale de la muqueuse, est plus compacte en dessous de la ligature. Dans les villosités, infiltration de cellules s'étendant jusqu'à leur sommet. Glandes de Lieberkühn sans altérations. Nulle part, dans les tissus voisins de la plaie, de dégénérescence graisseuse, vitreuse, etc., des éléments.

Quant aux éléments qui servent à obturer la plaie, les cellules sont reliées les unes aux autres, en dessous de la ligature, par une substance intercellulaire très visible; rien de semblable ne s'observe en dessus.

Expérience n° IX. — Piqûre datant de sept jours. Par suite des manipulations auxquelles ont été soumises les coupes, l'aniline a presque disparu. Quelques cellules rondes présentent parfois dans leur intérieur des granulations violettes.

Séreuse. Sur une pièce, on trouve une abondante néoformation de tissu, entourant de toutes parts quatre petits morceaux de poils de lapin recouvrant la séreuse près du point blessé. Dans d'autres préparations, pas d'exsudat; la séreuse , fortement infiltrée, présente une structure conjonctive fortement accusée. Presque pas de cellules rondes. (1)

Musculaire. Dans la musculaire circulaire, quelques cellules fusiformes, probablement des fibres musculaires, ainsi qu'une forte infiltration de cellules arrondies. On découvre à grand'peine quelques solutions de continuité. Les cellules musculaires sont normales. Sur une préparation, une cellule géante caractéristique à côté d'un corps étranger de provenance intestinale.

Tissu cellulaire sous-muqueux. Forte prolifération cellulaire, arrivant à épaissir manifestement l'intestin. Les cellules sont fusiformes, placées dans le sens de l'axe longitudinal de l'intestin; d'autres sont perpendiculaires à cet axe. Au milieu d'elles, des corps étrangers, avec cellules géantes dans le voisinage; ailleurs, des cellules de forme étoilée. Nulle part la continuité de tissu n'est interrompue, la plaie a disparu. Les cellules rondes sont à peine représentées. Le tout est agglutiné par une

(1) Voir pl. II, fig. 5.

substance intercellulaire homogène facile à reconnaître.

Sur d'autres préparations, la muqueuse présente une solution de continuité, à l'endroit où a passé le trocart; il se forme ainsi un canal qui se continue jusque dans le tissu sous-muqueux épaissi. Là, le canal s'élargit en T, formant une fente parallèle à la surface de l'intestin. Cette fente et le canal qui en sort pour aller rejoindre la surface intestinale de la muqueuse sont tapissés d'épithélium cylindrique, qui va se confondre directement avec le revêtement épithélial de la surface intestinale de la muqueuse (1).

Muqueuse. Ici se retrouvent, à la surface, de nombreuses cellules rondes, dans les préparations où la couche épithéliale cylindrique n'est pas conservée.

Expérience n° X. — Les piqûres ont huit jours de date; les unes ont atteint l'intestin grêle, les autres l'organe glandulaire du voisinage de la valvule-iléo-cæcale. Nous décrirons les altérations des follicules de cette glande un peu plus loin.

La cicatrisation, sur beaucoup de préparations, est complète. Les points lésés sont reconnus par la présence du vermillon, qui se trouve surtout accumulé dans la couche sous-muqueuse; il est ici répandu en nappe à une grande distance. Quelques piqûres sont si bien guéries qu'on ne constate plus même d'épaississement. Ailleurs le vermillon a envahi même la muqueuse.

Séreuse. Dans quelques préparations, renflement dû

(1) Voir pl. I, fig. 3, et pl. II, fig. 5.

surtout à la présence de tissu cicatriciel à cellules fusiformes, à substance intercellulaire tantôt légèrement
fibrillaire, tantôt finement granuleuse. Les fibrilles sont
placées parallèlement au grand axe de la plaie. Le vermillon se retrouve parfois dans la séreuse, mais il n'est
pas toujours enfermé dans des cellules.

Musculaire. Trajet du canal. Si nous représentons par
une ligne droite le coup de trocart, nous voyons que,
dans nos préparations, la plaie suit cette direction dans
la séreuse, le tissu sous-séreux, et la musculaire longitudinale, s'en éloigne dans la musculaire circulaire,
pour rejoindre à nouveau cette ligne droite dans le tissu
sous-muqueux et la muqueuse. Sur beaucoup de coupes,
le canal se trouve rectiligne dans toutes les couches,
sauf dans la musculaire interne, où il manque absolument. Dans les coupes où le coup de trocart est visible
dans toutes les couches, on lui reconnaît une direction
en zigzag; au niveau de la musculaire interne, le canal
rectiligne fait un angle obtus, traverse obliquement la
moitié de la circulaire, pour revenir, dans un angle très
aigu, reprendre, dans le tissu cellulaire sous-muqueux,
la direction rectiligne qu'il présentait dans la séreuse,
la sous-séreuse et la musculaire longitudinale. Sché-
matiquement, on observe la disposition suivante :

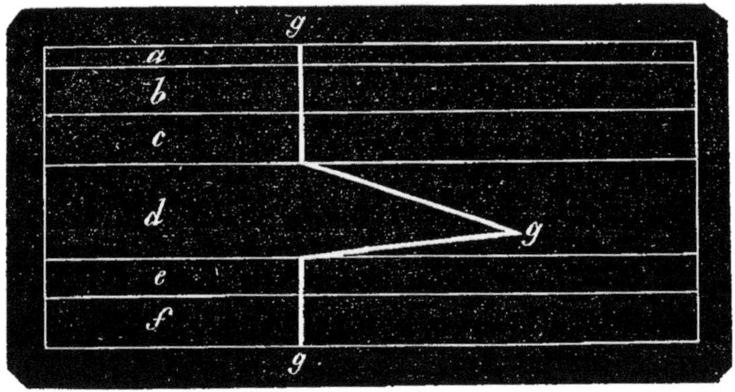

Séreuse (*a*).
Sous-séreuse (*c*).
Musculaire longitudinale (*c*).
Musculaire circulaire (*d*).
Sous-muqueuse (*e*).
Muqueuse (*f*).
Coup de trocart (*ggg*).

Dans la musculaire externe, les cellules fu siformes ont une direction de dehors en dedans; elles sont réunies par une substance intercellulaire homogène. Parmi elles, les unes contiennent peu de cinabre, les autres en sont remplies. Dans la cicatrice oblique de la musculaire interne, on trouve surtout de petites cellules rondes, quelques-unes colorées par le vermillon (1).

Tissu conjonctif sous-muqueux. Dans cette couche, tissu cicatriciel fibrillaire avec cellules fusiformes, contenant quelquefois du vermillon et des cellules géantes autour de corps étrangers. Les cellules à vermillon, quand elles sont fusiformes, sont rangées en séries parallèles. Quelquefois, infiltration de cellules rondes, tantôt en amas, tantôt encastrées dans un tissu conjonctif alvéolaire,

(1) Voir pl. II, fig. 4.

dont les mailles sont composées de cellules fusiformes; beaucoup de ces dernières contiennent du vermillon.

Muqueuse. Tissu de granulation à cellules rondes; entre ces dernières, substance intercellulaire très manifeste. Quelques cellules sont légèrement fusiformes. Dans une préparation se trouve engagé dans la muqueuse, allant jusque dans le tissu cellulaire sous-muqueux, un corps étranger en forme de tube, de nature végétale, rempli presque complétement de cellules embryonnaires. Dans la partie de la muqueuse la plus éloignée du canal intestinal, ce petit tube est recouvert d'une couche de cellules fusiformes en manchon. A la périphérie, des cellules géantes. L'extrémité du tube, dans cette région, est légèrement échancrée, on reconnaît que là, il contient des cellules plutôt fusiformes.

Follicules lymphatiques. Ceux qui sont placés près de la plaie présentent, dans l'intérieur de leurs cellules, du pigment brun d'origine hématique. Quelques cellules contiennent aussi du vermillon. Ceux que le trocart a directement transpercés offrent des cellules gorgées de vermillon. De nombreuses petites cellules fusiformes, les unes placées dans le sens de la plaie, les autres engagées jusque dans le tissu du follicule, s'observent aussi. Dans le tissu folliculaire et périfolliculaire, de nombreuses cellules géantes à plusieurs noyaux, entourant des corps étrangers. Au centre d'un des follicules, un tissu conjonctif fibrillaire contenant de petites cellules arrondies, le tout entouré de pigment. Dans le centre d'un follicule transpercé, un corps étranger de nature végétale ; autour de ce dernier, sont placées circulairement de nombreuses cellules fusiformes. Un autre follicule transpercé présente un aspect réticulé alvéolaire, produit par du tissu conjonctif cicatriciel. Dans les alvéoles, de grandes cellules pâles à plusieurs noyaux ovalaires, du vermillon et un pigment brunâtre morcelé.

On remarque pour toutes ces préparations que l'élément fibrillaire amorphe commence à remplacer l'élément cellulaire. Le processus cicatriciel est donc à peu près terminé.

Expérience XI. — Piqûres ayant dix jours de date. Les processus cicatriciels sont ici d'une grande netteté.

Séreuse. Elle est épaissie ; de sa surface part, en rayonnant dans la direction du coup de trocart, un tissu fibrillaire se dirigeant en cône vers la musculaire interne : celle-ci est envahie au niveau de la plaie par du tissu de granulation à cellules rondes et fusiformes, contenant quelques corps étrangers et se continuant dans la couche cellulaire sous-muqueuse. Là, la cicatrice s'étale à nouveau et couvre dans son ensemble le champ visuel du microscope (Objectif 3.)

Sous-muqueuse. Du centre du tissu cicatriciel qui la remplace, part une sorte de bourgeon conique, à sommet dirigé vers l'intérieur de l'intestin : ce bourgeon ne présente pas d'épithélium cylindrique, mais à sa base il est recouvert d'épithélium pavimenteux. La muqueuse fait défaut en cet endroit. Elle forme un canal qui s'élargit à mesure qu'il se rapproche de la base du bourgeon.

La surface du canal est tapissée d'épithélium cylindrique
jusque dans la partie élargie. Dans l'angle formé par le
canal et la base du bourgeon, les cellules de l'épithélium
diminuent ¦ de taille et forment plusieurs couches à la
surface de la sous-muqueuse. Dans la partie où il continue directement l'épithélium du tube intestinal, l'épithélium du canal présente un petit plateau : le tissu sous-
jacent, qui tranche nettement sur l'épithélium, est riche
en jeunes cellules rondes avec peu de cellules fusiformes (1).

Dans plusieurs préparations, se retrouve ce canal re-
vêtu d'épithélium.

Sur six piqûres, nous n'en avons retrouvé que deux
à grand'peine. Les cicatrices sont à peine visibles, comme
de tout petits points blanchâtres ; on prend facilement
pour elles de petites plaques de Peyer.

RÉCAPITULATION.

Si nous récapitulons les résultats obtenus, nous voyons
que le premier jour la fermeture de la plaie se fait au
moyen de l'épanchement séro-sanguin et de la tunique
musculaire interne qui se contracte énergiquement,
comme le prouve le constant rétrécissement de la plaie
au niveau de cette tunique ; l'accumulation de vermillon
dans le tissu cellulaire sous-muqueux parle dans le
même sens. Le vermillon, retenu par le muscle contracté, ne peut franchir l'obstacle au moment où l'on
retire le trocart. Un troisième facteur est l'exsudat fibri-

(1) Voir pl. I, fig. 2.

neux qui se produit à la surface de la séreuse, et qui dans nos expériences est toujours resté localisé au niveau de la plaie. L'accumulation de sang dans les tissus cellulaires sous-muqueux et sous-séreux s'explique par la composition de leur tissu, formé de larges mailles se laissant facilement distendre. C'est là aussi que nous verrons les processus cicatriciels s'instituer sur une large échelle, et des parties même éloignées de ces deux tissus fournir leur appoint cellulaire à la consolidation de la cicatrice. L'infiltration du tissu conjonctif interglandulaire par les éléments semble nous démontrer la présence de lacunes lymphatiques.

Peu à peu la vascularisation des parties voisines de la plaie augmente, la paroi intestinale s'épaissit, nous voyons déjà quelques cellules lymphatiques s'emparer du vermillon et se fixer autour des corps étrangers de la blessure. L'endothélium qui tapisse la séreuse entre en activité, il prolifère et s'efforce de recouvrir le dépôt fibrineux qui recouvre la séreuse. L'épithélium qui tapisse la surface intestinale de la muqueuse semble aussi vouloir entrer en prolifération. Les muscles ne sont pas encore modifiés.

Le deuxième jour, les fibres musculaires s'épaississent au point de section. Dans les glandes, violente réaction inflammatoire. L'infiltration de cellules rondes, surtout dans les tissus cellulaires sous-séreux et sous-muqueux, est déjà très marquée.

Le quatrième jour, la plupart des cellules contiennent du vermillon; la plaie est ici encore très rétrécie dans la musculaire interne dont la contraction est par conséquent durable. La musculaire longitudinale est contractée aussi, et son action est inverse de celle de la tunique circulaire. Mais, grâce au développement beaucoup plus puissant de cette dernière, le résultat fâcheux produit par l'écartement des fibres longitudinales est compensé et au delà.

Dans certaines préparations apparaît déjà la substance intercellulaire destinée à agglutiner entre elles les cellules; ce phénomène s'observe en premier lieu dans le tissu cellulaire sous-muqueux. Les noyaux des fibres musculaires entrent en activité; nous voyons le type fusiforme se maintenir avec la plus grande netteté dans cette couche composée, à l'état normal, de cellules ayant cette forme. Dans la muqueuse, les cellules restent rondes; dans les autres couches, les cellules, d'abord rondes, s'allongent et deviennent même fusiformes. Remarquons ici qu'en thèse générale, les cellules fusiformes ont leur axe parallèle à celui du coup de trocart; il est probable que dans cette direction les éléments offrent le moins de résistance, ce qui force les cellules à se placer dans cette direction.

Le vermillon, autour des follicules, est charrié par des cellules embryonnaires à travers les espaces lymphatiques. Jamais nous n'avons observé, malgré la présence fréquente de matières fécales dans la plaie, de métamorphose régressive ou des globules de pus caractérisés.

Le septième jour, nous voyons que dans le voisinage des piqûres où la muqueuse a été détruite, l'épithélium cylindrique des parties saines prolifère, envahit la déchirure, la tapisse presque entièrement. Ce jour-là commencent aussi à apparaître les cellules géantes, toujours voisines de corps étrangers. Nous n'avons pas ici à discuter leur origine vasculaire ou autre.

Les cellules rondes deviennent rares; remplacées dans le tissu cellulaire sous-muqueux par les cellules fusiformes, on les voit encore dans la muqueuse. Le magma intercellulaire est très net, compacte et homogène.

Le huitième jour, la cicatrice est plus solide encore : la contraction durable de la musculaire interne a fini par faire dévier le trait de la plaie (voir plus haut). Le tissu cicatriciel, malgré sa solidité, obéit à cette influence compressive.

Dans la muqueuse, quelques cellules fusiformes, mais plus petites que celles qu'on retrouve disposées en rangs serrés dans les autres couches.

Le fait qu'un corps étranger en forme de tube a été envahi dans son intérieur par des éléments cellulaires nous semble démontrer de la manière la plus évidente la grande vitalité propre des cellules embryonnaires.

Dans les follicules, les cellules rondes sont très nombreuses, la cicatrisation ne prend pas le type fusiforme; il y a quelquefois développement de tissu aréolaire emprisonnant les cellules. Autour des follicules, les cellules fusiformes, rares dans l'intérieur du follicule, s'accumulent en couches régulières. Du pigment sanguin se trouve déposé dans le follicule.

Le dixième jour, la cicatrice, forte et dense, forme deux cônes réunis par leur sommet, qui se trouve dans la musculaire circulaire. La déchirure de la muqueuse est recouverte d'un épithélium qui présente un plateau; au-dessous, une couche de cellules rondes qui a sans doute servi à le former.

Les cellules constituant la cicatrice, qui semblent toutes les mêmes le premier jour, se diversifient dans la suite : elles reviennent au type primordial. Très rapidement fusiformes dans le muscle, elles restent rondes dans la muqueuse, ou ne prenennt jamais, en s'allongeant, les grandes proportions des cellules des muscles. Enfin ces cellules aident à reconstruire l'épithélium détruit par le coup de trocart. Nous avons été frappé de la rapidité avec laquelle, sauf dans quelques cas rares, l'hémoglobine du caillot obturateur de la plaie a disparu. C'est dans la muqueuse que nous avons pu suivre le plus longtemps ses traces.

Passons à la description des pièces recueillies sur l'intestin humain : ce qui précède contribuera puissamment éclairer les phénomènes que nous y observons.

Intestin humain. — Piqûres faites pendant l'opération (12 janvier 1880). Sang extravasé dans la plaie : aucun processus cicatriciel appréciable.

Séreuse. Canal de la plaie très large, allant en se rétrécissant de plus en plus jusqu'à la musculaire circulaire, pour s'élargir à nouveau une fois cette couche franchie.

Sous-séreuse. Dans beaucoup de préparations cette couche est distendue par une quantité de sang extravasé.

Musculaire. Le canal de la plaie, arrivé dans la musculaire interne, est dévié absolument comme dans les pièces de nos expériences. Du sang extravasé entre les deux couches musculaires, mais peu de globules sanguins dans la plaie au niveau de la musculaire interne.

Sous-muqueuse. Là le canal de la piqûre reprend sa direction. Forte hémorrhagie ayant soulevé la muqueuse, qui est détruite en un point et remplacée par un coagulum sanguin.

2° *Piqûre plus ancienne.* — Séreuse épaissie par suite de la présence d'un tissu cicatriciel semblable à celui qu'on observe le septième jour environ chez le lapin. Cette piqûre remonterait donc au 6 janvier environ. Le tissu cicatriciel se continue à travers les couches jusque dans la musculaire circulaire où il est rétréci et dévié. Dans les couches profondes de cette dernière, on voit les cellules rondes être en majorité ; dans les autres tuniques, les cellules fusiformes composent presque uniquement le tissu. Peu de substance intercellulaire. Un corps étranger de nature végétale, provenant sans doute de l'intérieur de l'intestin, s'observe dans le tissu sous-muqueux. Il est formé de fibres en spirale, et dans son voisinage se trouvent quelques cellules géantes. Le tissu à cellules fusiformes de la couche sous-muqueuse contient un peu de pigment brunâtre. Dans la muqueuse, infiltration de cellules arrondies. Canal de la plaie peu reconnaissable. Le revêtement épithélial manque sur cette préparation.

Dans d'autres pièces du même âge, le canal de la plaie est absolument remplacé par du tissu cicatriciel formé de cellules fusiformes avec substance intercellulaire homogène. Paroi de l'intestin épaissie au niveau de la piqure, disposition en zigzag de la plaie (*voir aux expériences*).

Dans une série de coupes, provenant d'une plaie fort ancienne (15 décembre 1879), nous ne trouvons plus qu'un faible épaississement de la séreuse. Tissu cicatriciel à cellules rondes et fusiformes. Les cellules ne sont pas placées dans l'axe du coup de trocart. Dans le tissu cellulaire sous-séreux, *forte vascularisation du tissu cicatriciel lui-même*. De nombreux vaisseaux à parois minces, larges et sinueux, rampent au milieu des cellules. Dans ces vaisseaux, une forte proportion de globules blancs collés à la paroi. Du côté de la musculaire externe, ce tissu devient presque caverneux. Dans une coupe on trouve en un point une cellule géante finement granulée, enfoncée dans un amas de cellules rondes. Dans la musculaire circulaire, même tissu riche en cellules, mais moins vascularisé. Dans le tissu sous-muqueux, on observe de nouveau une grande quantité de cellules agglomérées. Dans toute la plaie, du tissu intercellulaire fibrineux. Les vaisseaux, dans la sous-muqueuse, disparaissent, formées d'une seule couche de cellules endothéliales. La cicatrice de la muqueuse ne contient que des cellules rondes.

Sur une autre préparation provenant de la même piqûre, dans la couche sous-muqueuse et dans la musculaire circulaire, une substance finement granulée, formant des travées. Dans la muqueuse, des cellules contenant du pigment brunâtre, provenant sans doute de globules sanguins détruits.

Il résulte de cet examen que, dans son essence, le travail cicatriciel est absolument le même chez l'homme

que chez le lapin, et que l'on peut ainsi conclure du second au premier. Nous n'avons pas, il est vrai, observé
chez le lapin de vascularisation du tissu cicatriciel lui-
même, mais ce fait n'a pas grande importance.

Nous arrivons, en fin de compte, aux conclusions
suivantes:

1° L'extravasat séro-sanguin, ainsi que la constriction
opérée par la musculaire interne, empêchent l'issue des
matières à travers les piqûres faites sur un intestin dont
les éléments ont conservé leur vitalité.

2° Le travail cicatriciel, qui dure une dizaine de jours
environ, arrive à produire un tissu fibrillaire, qui probablement dans tous les cas, à la longue, finit par se
vasculariser. Les cellules, d'abord rondes, deviennent
fusiformes, s'entourent de substance intercellulaire, et
sont en fin de compte remplacées par un tissu fibrillaire homogène.

3₀ Les corps étrangers entraînés depuis l'intérieur du
tube intestinal dans la plaie, lorsqu'on retire le trocart,
sont rapidement enveloppés de toute part par des cellules ; ainsi inclus dans la cicatrice, ils ne causent pas
d'autres altérations qu'une réaction formative. Au bout
de sept jours environ, il se développe dans leur voisinage des cellules géantes.

4° La cicatrisation se fait d'une façon identique à celle
de tout tissu vasculaire.

5° Si des matières fécales arrivent, ce qui est fort
rare, à traverser l'anneau constricteur constitué par la
musculaire interne, et atteignent la surface de la séreuse, elles donneront lieu, à moins de circonstances

exceptionnelles, à une péritonite absolument localisée au point où elles se trouvent.

6° Au bout de dix jours, toute trace de piqûre peut avoir disparu.

CONCLUSION.

Des recherches exposées dans le courant de ce travail, nous croyons pouvoir conclure que les piqûres faites dans la paroi intestinale au moyen du trocart capillaire peuvent être considérées, sur un intestin normal ou à peu près, comme presque inoffensives. Nous laissons de côté la question de leur opportunité. Comme leur innocuité est surtout le fait de la réaction énergique des éléments, nous partageons l'opinion de M. le professeur Verneuil, qui subordonne leur influence plus ou moins nocive à l'état des parois de l'intestin. Si, comme cela a fréquemment lieu dans la hernie étranglée, l'intestin est déjà profondément altéré dans ses éléments, la musculaire ne se contractera pas, les éléments cellulaires se transformeront en globules de pus au lieu de donner naissance à une cicatrice, et la plaie restera béante.

Sans vouloir en second lieu exagérer outre mesure la portée de nos expériences, sachant fort bien du reste qu'il ne faut pas demander à la pathologie expérimentale plus qu'elle ne peut donner, nous croyons cependant que notre travail contribuera à élucider les données les plus importantes du problème. Nous avons pu voir en effet, par un cas, que chez l'homme le mécanisme suivant lequel s'est effectuée la cicatrisation est en tous points semblable à ce qu'on voit chez l'animal en expérience.

Dans les deux cas, c'est à l'action permanente de la musculaire interne qu'est due l'innocuité relative de la ponction intestinale. Cette tunique, en se contractant, produit sur le canal de la plaie une série d'inflexions, et bien que la direction rectiligne des deux ouvertures d'entrée et de sortie ne soit point modifiée, le passage des matières à travers l'orifice est rendu fort difficile par suite de cette disposition. Nous croyons être, à notre connaissance, le premier à avoir attiré l'attention sur ce mécanisme et en avoir donné la démonstration par les expériences rapportées plus haut.

Nous sommes donc ici en désaccord avec Nussbaum(1), qui pense que la musculaire agrandit l'ouverture en se contractant, et que surtout dans les petites plaies, l'ouverture est fermée par la muqueuse. Pour nous, la muqueuse souvent détruite, quelquefois décollée, n'a aucune tendance à rentrer dans la plaie. Quant à la musculaire, les effets contradictoires produits par la contraction des deux sortes de fibres qui la composent ne s'annulent pas; la musculaire interne, beaucoup plus épaisse et plus vigoureuse, tend à fermer la plaie. Quant aux alternatives de contraction et de relâchement observées par cet auteur, nous n'avons pu les voir. Le point blessé devenait le centre de mouvements vermiculaires péristaltiques et antipéristaltiques, mais il restait lui-même absolument immobile, et cela d'une manière du-

(1) Loc. cit.

rable, car dans toutes nos préparations, le trait de la plaie a présenté les mêmes caractères. Il va sans dire que nous ne concluons pas de la simple piqûre aux traumatismes plus graves, tels que déchirures ou sections de l'intestin. Cependant, nous croyons qu'il y aurait lieu d'étudier les phénomènes qui se passent alors par la méthode que nous avons suivie.

Quant à Bouissou (1), il attribue à la muqueuse un rôle qui revient à la musculaire interne, lorsqu'il croit qu'elle peut glisser « de façon à détruire le parallélisme »...

Il admet aussi une hernie de la muqueuse à travers la plaie, phénomène que, nous le répétons, nous n'avons jamais observé dans le cours de nos travaux.

APPENDICE.

CORPS ÉTRANGERS DE LA SURFACE SÉREUSE.

Chez le lapin, ces corps étrangers sont constitués par des poils : nous en avons parlé plus haut (2).

Dans le cas de la femme X..., ce sont des morceaux d'ouate provenant de l'opération faite le dernier jour où vécut la malade. Voici ce qu'ils présentent à considérer : la séreuse est épaissie, les morceaux d'ouate sont enfouis dans une masse compacte composée de fibrine fine-

(1) Loc. cit.

(2) Page 40

ment granulée, parsemée de petites cellules arrondies.
Un peu dans la profondeur, de dehors en dedans, des
cellules plus grandes, quelques-unes à deux ou trois
noyaux, tandis que la fibrine finement granulée, diminuant peu à peu, finit par disparaître dans les couches
profondes de la séreuse, où on remarque que les anses
vasculaires, fortement dilatées et sinueuses, contiennent beaucoup de globules blancs présentant parfois des
prolongements et placés le long des parois des vaisseaux. A l'extérieur des vaisseaux, on retrouve des globules semblables, allongés, à grand axe en général
perpendiculaire à celui du vaisseau. Nous n'avons pu
trouver de cellules géantes bien nettes. L'exsudat fibrineux se retrouve là où il n'y a pas de filaments enkystés, mais alors on n'observe pas de cellules dans l'exsudat, ni de phénomènes du côté des vaisseaux.

Ces faits nous démontrent que des corps étrangers
placés sur la séreuse, aussi bien que ceux qui se fixent
dans le tissu intestinal, au moment où l'on retire le
trocart dans l'opération de la ponction, peuvent être
inclus dans un exsudat, en provoquant, non pas de la
suppuration, mais bien une inflammation formative.

EXPLICATION DES PLANCHES

Planche I.

Figure 1. (Exp. IV, p. 31).

On voit le canal de la plaie *aa*, se rétrécir dans la musculaire interne *cc* et s'élargir considérablement dans le tissu conjonctif sousmuqueux *d*. *b* séreuse et musculaire externe, *e* muqueuse.

Figure 2. (Exp. XI, p. 45).

Sorte de bourgeon conique développé à l'endroit où a passé le trocart. *aa* Cellules fusiformes formant la cicatrice du canal de la plaie; *bb* bourgeonnement partant du tissu sous-muqueux *cc*. *d* muqueuse.

Figure 3. (Exp. IX, p. 41).

aaa Canal formé au dépens de la muqueuse *bb*, tapissé d'épithélium cylindrique *cc*.

Planche II.

Figure 4. (Exp. X, p. 42).

Trajet du canal de la plaie *ggg*, *a* séreuse et musculaire longitudinale *b*, musculaire circulaire, *c* couche sous-muqueuse, *d* follicules lymphatiques. Le pointillé noir est dû à la présence du vermillon.

Figure. 5. (Exp. IX, p. 40).

aaa Canal semblable à celui de la fig. 3. En *bb*, forte prolifération conjonctive dans la séreuse et le tissu sous-séreux.

Figure 6. (Exp. VII, p. 35).

Glande de la muqueuse intestinale placée près du canal de la plaie. *aa* épithélium en état de gonflement trouble, *bb* épithélium normal.

Paris. — A. PARENT, imprimeur de la Faculté de médecine, rue Monsieur-le-Prince, 31.
A. DAVY, successeur.

Fig. 1.

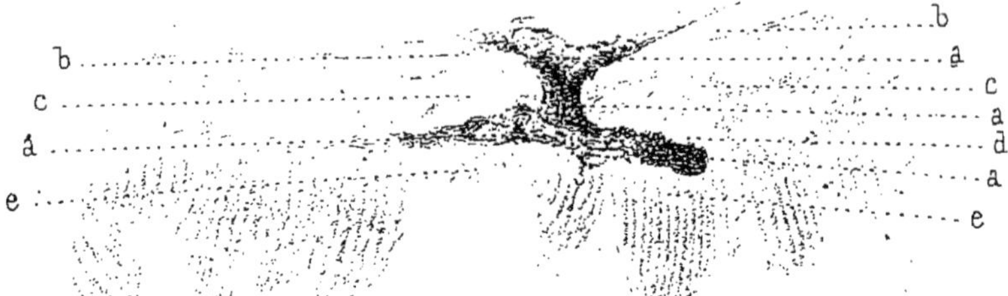

Fig. 2.

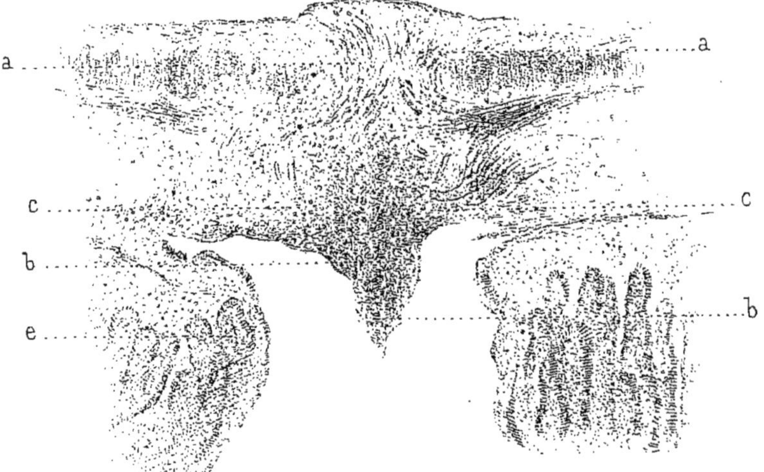

Fig. 3.

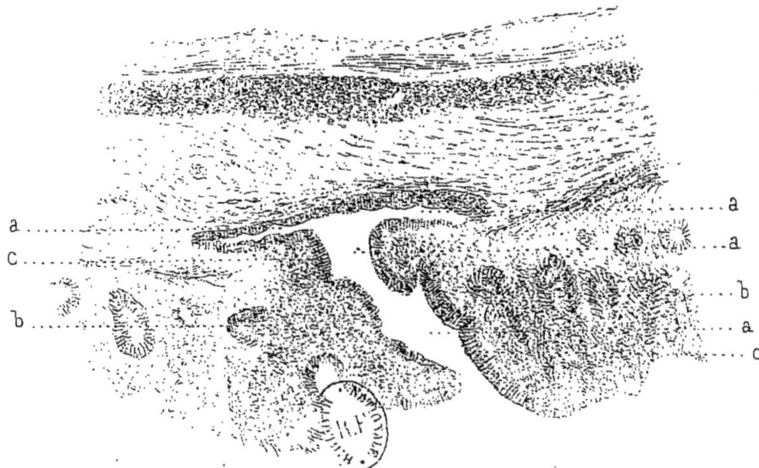

Imp. Becquet, Paris.

PL . II .

Fig. 4.

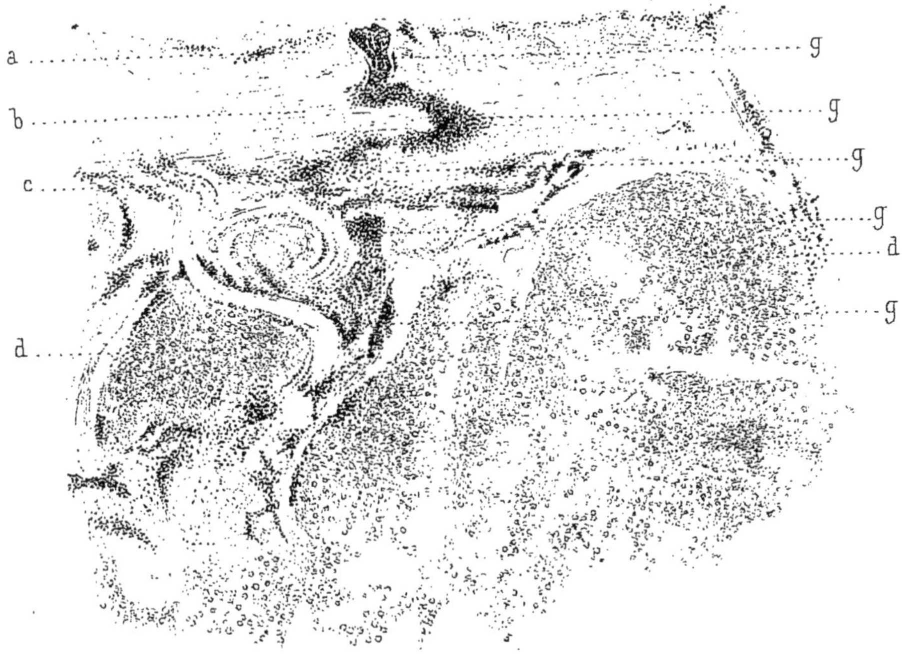

a
b
c
d

g
g
g
g
d
g

Fig. 5.

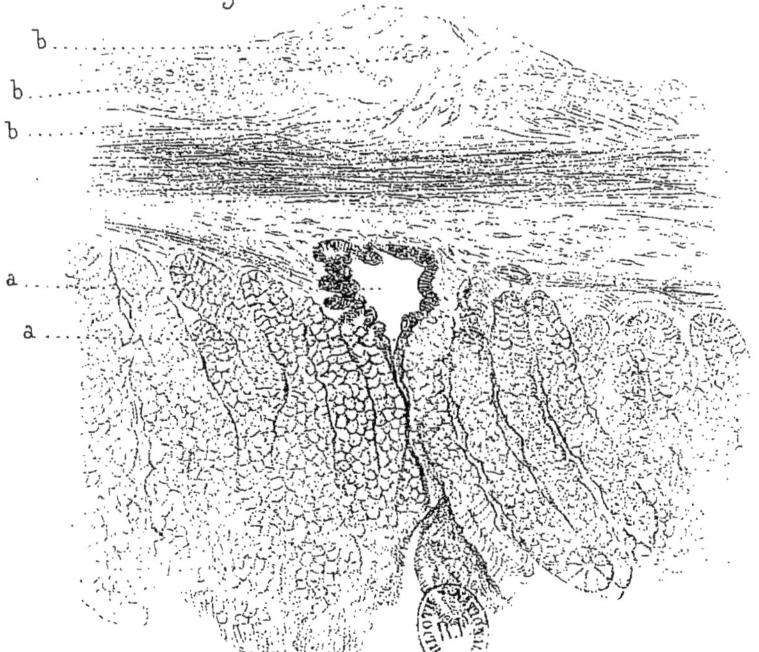

b
b
b
a
a

Fig. 6.

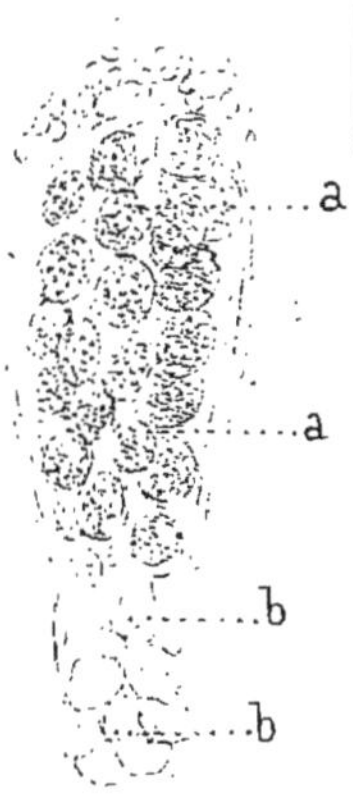

a
a
b
b